BEI GRIN MACHT SICH IHR WISSEN BEZAHLT

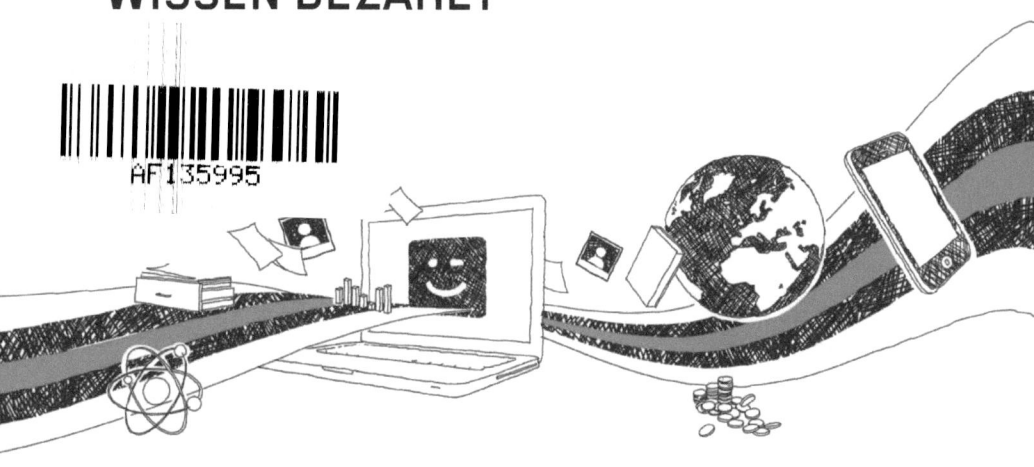

- Wir veröffentlichen Ihre Hausarbeit,
  Bachelor- und Masterarbeit

- Ihr eigenes eBook und Buch -
  weltweit in allen wichtigen Shops

- Verdienen Sie an jedem Verkauf

Jetzt bei www.GRIN.com hochladen
und kostenlos publizieren

GRIN ☺

Trainingsplanung Makro- und Mesozyklus

Bibliografische Information der Deutschen Nationalbibliothek:

Die Deutsche Nationalbibliothek verzeichnet diese Publikation in der Deutschen Nationalbibliografie; detaillierte bibliografische Daten sind im Internet über http://dnb.d-nb.de abrufbar.

ISBN: 9783346757418
Dieses Buch ist auch als E-Book erhältlich.

Druck und Bindung: Books on Demand GmbH, Norderstedt Germany
Gedruckt auf säurefreiem Papier aus verantwortungsvollen Quellen

Das vorliegende Werk wurde sorgfältig erarbeitet. Dennoch übernehmen Autoren und Verlag für die Richtigkeit von Angaben, Hinweisen, Links und Ratschlägen sowie eventuelle Druckfehler keine Haftung.

Das Buch bei GRIN: https://www.grin.com/document/1291891

Deutsche Hochschule für
Prävention und Gesundheitsmanagement
Hermann-Neuberger-Sportschule 3
66123 Saarbrücken

Hausarbeit

Studiengang	Gesundheitsmanagement
Studienmodul	Trainingslehre I
Datum Präsenzphase (siehe Ergebnisdokumentation)	07.02. – 10.02.2022
Aufgabe	Erstellung einer Trainingsplanung für einen 22-jährigen Studenten

Inhaltsverzeichnis

1 Teilaufgabe 1 - Diagnose

1.1 Allgemeine und biometrische Daten

Um eine optimale Trainingsplanung sicherzustellen, werden in der folgenden Tabelle die allgemeinen und biometrischen Daten des Probanden als Ausgangszustand veranschaulicht.

Tab. 1: Allgemeine und biometrische Daten des Probanden (eigene Darstellung)

Alter	22 Jahre
Geschlecht	Männlich
Körpergröße	182 cm
Körpergewicht	78 kg
Body Mass Index	23,5 kg/m²
Trainingsmotiv	Muskelaufbau
Berufliche Tätigkeit	Student
Aktuelle sportliche Aktivitäten	14-monatige Ausdauertrainings Erfahrung in Form von Joggen (2-3x pro Woche) Kraftübungen im Fitnessstudio seit 6 Monaten
Frühere sportliche Aktivitäten	Fußball als Jugendlicher (10 Jahre lang, 2x pro Woche)
Leistungsstufe	Geübt
Zeitlicher Verfügungsrahmen	3 Einheiten pro Woche
Blutdruck	136/84 mmHg, **Bewertung**: hochnormaler Bereich **Normwerte (Klassifikation laut WHO):** Optimal: <120/<80 mmHg Normal: 120-129/80-84 mmHg Hochnormal: 130-139/85-89 mmHg
Orthopädische / internistische Probleme	Keine
Ärztliche Behandlungen	Keine
Einnahme von Medikamenten	Keine
Sonstige gesundheitliche Einschränkungen	Keine

Bewertung:

In Tabelle 1 werden alle relevanten allgemeinen und biometrischen Daten des Probanden aufgelistet. Diese wurden im Voraus durch Erfragen und Testungen ermittelt.

Laut WHO BMI Klassifikation wird ein BMI-Wert ab 25 kg/m² als Übergewicht eingestuft. Somit liegt der Proband mit einem Wert von 23,5 kg/m² im erhöhten Normalbereich. Eine Gewichtsabnahme ist in diesem Fall nicht zwingend notwendig und wird von der Person außerdem nicht als Trainingsmotiv betrachtet.

Auch der Blutdruck des Mitglieds liegt mit einem Wert von 136/84 mmHg im hochnormalen Bereich. Dennoch liegt keine Einschränkung vor und mit Hilfe des Trainings kann der Blutdruck gesenkt werden und die Klassifikation zu normalem Blutdruck kann ermöglicht werden.

Im Allgemeinen lässt sich sagen, dass die erfassten Daten auf keine Einwände gegen ein Krafttraining mit voller Belastung schließen lassen. Es liegen keine gesundheitlichen Einschränkungen oder Probleme vor.

1.2 Krafttestung

1.2.1 Begründung des ausgewählten Testverfahrens

Im Hinblick auf den aktuellen Leistungs- und Gesundheitszustand des Probanden wird ein für ihn geeigneter individueller Krafttest durchgeführt. Zur Auswahl stehen der Maximalkrafttest (1-RM-Test), der Mehrwiederholungstest (x-RM-Test) und die Intensitätsbestimmung durch das subjektive Belastungsempfinden.

Die Testung mit der 1-RM-Methode kann hier nicht in Betracht gezogen werden, da es sich um ein Mitglied handelt, das im Ausdauersport zwar zu den Fortgeschrittenen zählt, aber im Krafttraining mit nur sechs Monaten Erfahrung noch ein Trainingsbeginner ist. Aufgrund dessen kann kein Anhaltspunkt zur Bestimmung der Maximalkraft gefunden werden und die hohe mechanische Belastung erweist sich als äußerst kritisch.

Bei der Intensitätsbestimmung durch das subjektive Belastungsempfinden wird mit Skalen gearbeitet. So kann ein Proband beispielsweise mit Hilfe der Borg-Skala (Borg, 1998, 2004) sein Empfinden zwischen 6-20 einstufen. Das kann für einen Anfänger ebenso schwierig sein, da dieser im Krafttraining noch nie an seine maximale Belastungsgrenze gekommen ist und deshalb die Einstufung nicht exakt getroffen werden kann.

Somit ist der x-RM-Test geeignet für das Mitglied. Dabei wird das maximal bewältigbare Gewicht für eine Wiederholungszahl, die davor festgelegt worden ist, ermittelt. Da die

Person über eine sechsmonatige Erfahrung als Gewöhnung an das Krafttraining verfügt und keine orthopädischen Einschränkungen besitzt, kann diese Art von Krafttestung ohne Einwände durchgeführt werden.

1.2.2 Beschreibung des Testablaufes

Bevor die eigentliche Krafttestung startet, findet zunächst ein Aufwärmprogramm statt, um die Körperkerntemperatur und die Durchblutung zu erhöhen. Ziel ist es, die Muskelgruppen besser mit Sauerstoff und Nährstoffen zu versorgen, um die Muskelkontraktionsfähigkeit zu steigern. Als Gerät eignet sich dabei das Ruderergometer, da dieses den Ober- sowie Unterkörper auf die Belastung vorbereitet. Die Durchführung beläuft sich ungefähr auf zehn Minuten und wird mit niedriger bis mittlerer Belastung ausgeführt.

Nach dem allgemeinen Aufwärmen folgt das spezifische Aufwärmen. Leichte Gewichte werden zur Hand genommen, sodass damit die in der Krafttestung beteiligten Muskelgruppen gezielt aktiviert und aufgewärmt werden. Fünf Minuten sind ausreichend, da es zu keiner vorzeitigen Ermüdung der Muskeln kommen darf. Am Ende der Aufwärmphase wird noch einmal kurz der Blutdruck überprüft.

Nun kann die eigentliche Krafttestung beginnen. Durch Einschätzung des Trainers wird das Startgewicht zu Beginn des ersten Satzes bestimmt. Pro Übung werden nie mehr als drei Sätze mit jeweils acht Wiederholungen durchgeführt. Wichtig ist, dass trotz der hohen Belastung eine saubere Ausführung der Übungen stattfindet, da sonst das Gewicht angepasst werden muss, um auf das Maximum zu kommen.

Wenn der Proband das Startgewicht geschafft hat, folgt ein zweiter Testsatz. Anders als zuvor muss der Mann nun subjektiv entscheiden, um wie viel das Gewicht gesteigert werden kann. Ziel ist es herauszufinden, bei welchem Gewicht er es gerade so schafft die acht Wiederholungen zu meistern. Ist das Gewicht im zweiten Satz immernoch zu leicht, beziehungsweise scheitert der Proband, wird das Gewicht im dritten Testsatz erneut angepasst.

In diesem Schema wird jede einzelne Übung asugeführt, bis jeder Wert ermittelt wurde und somit die Testphase abgeschlossen wurde.

1.2.3 Darstellung der Ergebnisse

In der folgenden Tabelle sind die Ergebnisse des 8-RM-Tests dargestellt.

Tab. 2: Testendergebnisse des 8-RM-Tests (eigene Darstellung)

Testübung	Wiederholungszahl	1. Testsatz	2. Testsatz	3. Testsatz	Ergebnis
Trizepsdrücken am Kabelzug	8	20kg	25kg	-	25kg
Bizepscurl mit Kurzhantel stehend	8	10kg	12,5kg	15kg	15kg
Brustpresse sitzend	8	30kg	40kg	35kg	35kg
Reverse Butterfly	8	15kg	25kg	-	25kg
Latzug	8	40kg	50kg	45kg	45kg
Beinpresse	8	50kg	55kg	-	55kg
Beinbeuger liegend	8	40kg	-	-	40kg
Beinstrecker sitzend	8	40kg	50kg	-	50kg
Hip Thrusts mit Langhantel	8	40kg	50kg	60kg	60kg

1.2.4 Schlussfolgerungen für die Trainingssteuerung und Trainingsplanung

Schlussfolgernd werden die Werte, die im 8-RM-Test ermittelt wurden, für die Trainingssteuerung verarbeitet. Aus den Testergebnissen werden die Trainingsgewichte im ersten Mesozyklus berechnet und bleiben relevant für die weitere Trainingsplanung. Sie werden in Zukunft außerdem als Vergleichswerte verwendet, um die Kraftsteigerung zu veranschaulichen und die Motivation aufrecht zu erhalten.

1.2.5 Konsequenzen für Trainingssteuerung und Trainingsplanung

Die Krafttestung hat bestätigt, dass bei dem Probanden keine Beschwerden oder Einschränkungen vorliegen. Auch der Blutdruck, der im hoch-normalen Bereich liegt, macht ihm keine Probleme. Somit ist der Student komplett belastbar und kann im Krafttraining seine volle Leistung erbringen.

2   Teilaufgabe 2 – Zielsetzung/Prognose

Im Eingangsgespräch wurden die Trainingsziele des Probanden genau besprochen. Zum einen ist ein Motiv des Mitglieds der Muskelaufbau im Allgemeinen, wodurch sich gleichzeitig auch der Wunsch nach Kraftsteigerung ergibt. Außerdem möchte er vor allem am Umfang der Oberschenkel einen Zuwachs erkennen. Nun werden in der nachfolgenden Tabelle, auf Basis der Daten und individuellen Wünsche der Person, drei Ziele festgehalten.

Tab. 3: Biometrische und sportmotorische Ziele des Probanden (eigene Darstellung)

Inhalt	Ausmaß	Zeit
Wachstum der Muskelmasse (biometrisch)	+3kg	6 Monate
Wachstum des Umfangs der Oberschenkel (biometrisch)	+4cm	6 Monate
Kraftsteigerung für 8-RM-Kurzhantel-Bizepscurls (sportmotorisch)	Min. 5%	6 Wochen

Begründung:

Das Hauptziel äußerte der Proband als Muskelaufbau, was man konkret als Wachstum der Muskelmasse bezeichnen kann. Um Unterschiede feststellen zu können, wird die Muskelmasse zuvor als absolute Zahl gemessen und mit dem Ergebnis nach sechs Monaten verglichen, um dem Mann zu verdeutlichen in welchem Ausmaß er über die Zeit Muskeln aufgebaut hat. Drei Kilogramm reine Muskelmasse zu gewinnen ist für ihn mit regelmäßigem Training sehr gut möglich, da er sich im Moment im Anfangsstadium des Krafttrainings befindet und während dieser Zeit die größten Erfolge möglich sind.

Der Proband legt bei dem Muskelaufbau vor allem Wert auf den Umfang der Oberschenkelmuskulatur. Dieser Wunsch wird berücksichtigt und auf den Mesozyklusplan angepasst. Die Muskelquerschnittsvergrößerung ist nämlich, nach Mac Dougall (1994, S.232), unter anderem durch Zunahme der Muskelfasergröße möglich, also durch Hypertrophie Training. Ein Umfangswachstum an den Oberschenkeln um vier Zentimeter ist in einem Zeitraum von sechs Monaten ebenfalls möglich.

Ein sportmotorisches Ziel für das Mitglied ist eine Kraftsteigerung bei den Bizepscurls mit Kurzhanteln bei acht Wiederholungen. Laut eigenem Gefühl und der Ergebnisse des

Krafttests besteht bei dem Mitglied vor allem an dem M. biceps brachii ein hohes Potenzial an Steigerung, das logischerweise auch komplett ausgeschöpft werden muss.

3 Teilaufgabe 3 – Trainingsplanung Makrozyklus

3.1 Makrozyklusplan

Tab. 4: Makrozyklus 9 Monate (eigene Darstellung)

	Meso-zyklus 1	Meso-zyklus 2	Meso-zyklus 3	Meso-zyklus 4	Meso-zyklus 5	Meso-zyklus 6
Zyklusdauer in Wochen	6	6	6	6	6	6
Spezifisches Trainingsziel	Kraftaus-dauer	Hypertro-phie	Maximal-kraft	Kraftaus-dauer	Hypertro-phie	Maximal-kraft
Trainingsein-heiten/ Woche	2	2	2	3	3	3
Organisations-form	Ganzkörper	Ganzkörper	Ganzkörper	Ganzkörper	Ganzkörper	Ganzkörper
Trainingssys-tem	Station	Station	Station	Station	Station	Station
Übungen/ Muskelgruppe	1-2	1-2	1-2	1-2	1-2	1-2
Sätze/Übung	2	2	2	2	2	2
Satzpausen in Sekunden	15-45	60-120	120-360	15-45	60-120	120-360
Wiederho-lungszahlen	20	12	7	20	12	7
Bewegungs-tempo	2/0/2	2/0/2	2/0/2	2/0/2	2/0/2	2/0/2
Intensität	60-80%	60-80%	60-80%	60-80%	60-80%	60-80%

3.2 Begründung der ausgewählten Trainingsmethoden

Der Proband lässt sich durch seine sechsmonatige Erfahrung im Bereich des Krafttrainings als Geübter einstufen. Als Trainingsmethodik wurde auf Grundlage der Ziele des Studenten die ILB-Methode heran gezogen, bei der die Trainingsintensiät alle zwei Wochen um 10 Prozentpunkte gesteigert wird. Zuvor wurde der 8-RM-Test als Referenz-größe für die Berechnung der Trainingsintensitäten (Eifler, 2000, 2013; Zimmer, 1999) durchgeführt. Da der Schwerpunkt auf einem Muskelaufbautraining liegt, startet der Makrozyklus mit einem Krafttraining mit Fokus auf der Kraftausdauer.

Die meisten Studien ergeben, dass durch ein Krafttraining eine bevorzugte Hypertrophie der Typ-2-Muskelfasern entsteht (Friedmann, 2007, Mac Dougall, 1994, S.233). Es führt zu einer Steigerung der Maximalkraft, das eine verbesserte intramuskuläre Koordination hervorruft. So können die Muskelfasern schneller rekrutiert werden und es ist mehr Kraft zur schnellen Verfügung, ohne übermäßigen Hypertrophie Effekt (Dietrich, 2008, S.324).

3.3 Begründung der Belastungsparameter

Durch Belastungsparameter werden Krafttrainingsmethoden definiert und stellen die quantitativen Faktoren in der Trainingsplanung dar. Es geht darum, die Parameter so zu wählen, dass optimale und zielgerichtete Trainingsbeanspruchungen erzielt werden (Willimczik et al., 1991). So muss die Belastungshäufigkeit, -intensität, -dauer und der Belastungsumfang an den Probanden angepasst werden.

Wirth, Atzor und Schmidtbleicher (2007, S. 180) konnten feststellen, dass bei Trainings-anfängern (in dieser Studie mit einer Trainingserfahrung von mindestens sechs Monaten) bereits eine Krafttrainingseinheit pro Woche zu nennenswerten Muskelmassezuwächsen führen kann. Bei zwei oder drei Trainingseinheiten würde sogar ein noch viel größerer Effekt erzielt werden. Des weiteren passt die Häufigkeit von zwei bis drei Einheiten pro Woche in den zeitlichen Verfügungsrahmen des Studenten.

Im Bezug auf die Trainingsintensität haben Güllich und Schmidtbleicher (1999) er-forscht, dass die Intensität mindestens 50% der Maximalkraft betragen muss, um signifi-kante Effekte erzielen zu können. Im Sinne der ILB-Methode während des Trainingsplans wird dieser Wert mit mindestens 60% in jedem Mesozyklus erreicht.

Außerdem sollen jeweils ein bis zwei Übungen pro Muskelgruppe mit jeweils zwei bis drei Sätzen absolviert werden. Durch verschiedene Metaanalysen können die Vorteile des Mehrsatztraining aufgezeigt werden (zB. Peterson et al., 2004).

3.4 Begründung der Organisationsform

Als Organisatinsform wurde ein Ganzkörpertraining ausgewählt, da der Proband einen zeitlichen Verfügungsrahmen von bis zu drei Trainingseinheiten pro Woche festgelegt hat. Ein Splittraining wurde aufgrund des eingeschränkten Zeitkontingents ausgeschlossen, sodass alle Muskeln während des Ganzkörpertrainings gereizt werden müssen und das mindestens zwei Mal die Woche. Absolviert wird das Training in Kombination mit Stationstraining. Alle Sätze einer Übung werden abgeschlossen bevor man zur nächsten Übung wechselt, weil das zu besserem Muskelwachstum führt, da die einzelnen Muskelgruppen besser getroffen werden. Zudem führt diese Art von Training zu einem höheren Trainingseffekt, da die Erschöpfung der Muskulatur steigt. Außerdem kann das Mitglied in den einzelnen Sätzen direkt Korrekturen nach einer fehlerhaften Durchführung vornehmen (Kempf et al., 2014, S.46).

3.5 Begründung der Periodisierung

Bei der Trainingsplanung wird eine Folge von Perioden festgelegt, deren Gestaltung zu einer optimalen sportlichen Form führen soll (Martin et al., 1993, S.247). Die Trainingsmotive des Probanden werden durch zeitliche Strukturierung des Trainings angesteuert. Bei immer gleichbleibendem Training setzt auf Dauer eine Stagnation der Leistungsfähigkeit ein. Um diesem Problem entgegen zu wirken werden die Intensitäten gesteigert und Variationen der Trainingsmethode und Trainingsinhalten werden verwendet (Pauls, 2011, S. 104).

4 Teilaufgabe 4 – Trainingsplanung Mesozyklus

4.1 Begründung des Konzeptes der Übungsauswahl

In den folgenden Tabellen ist der erste Mesozyklus der Makrozyklusplanung dargestellt, woraus sich die gleichen Übungen des 8-RM-Tests mit angepassten Intensitäten ergeben.

Tab. 5: 1. Mesozyklus (eigene Darstellung)

Zyklusdauer	6 Wochen
Spezifisches Trainingsziel	Kraftausdauer
Trainingseinheiten/Woche	2
Organisationsform	Ganzkörper
Übungen/Muskelgruppe	1-2
Sätze/Übung	2

Satzpausen in Sekunden	15-45
Wiederholungszahl	20
Bewegungstempo	2/0/2
Intensität	60-80%

Tab. 6: Intensitäten der einzelnen Mikrozyklen (eigene Darstellung)

	Mikro-zyklus 1	Mikro-zyklus 2	Mikro-zyklus 3	Mikro-zyklus 4	Mikro-zyklus 5	Mikro-zyklus 6
Intensität	60%	60%	70%	70%	80%	80%

Mit Hilfe der Intensitäten lassen sich die Gewichte für die Übungen auf Basis der Ergebnisse des 8-RM-Tests berechnen:

Tab. 7: Mesozyklus mit Krafttrainingsübungen (eigene Darstellung)

Übungen	Ergebnis aus 8-RM-Test	MIZ 1	MIZ 2	MIZ 3	MIZ 4	MIZ 5	MIZ 6
Intensität		60%	60%	70%	70%	80%	80%
Trizepsdrücken am Kabelzug	25kg	15kg	15kg	17,5kg	17,5kg	20kg	20kg
Bizepscurl mit Kurzhantel stehend	15kg	9kg	9kg	10,5kg	10,5kg	12kg	12kg
Brustpresse sitzend	35kg	21kg	21kg	24,5kg	24,5kg	28kg	28kg
Reverse Butterfly	25kg	15kg	15kg	17,5kg	17,5kg	20kg	20kg
Latzug	45kg	27kg	27kg	31,5kg	31,5kg	36kg	36kg
Beinpresse	55kg	33kg	33kg	38,5kg	38,5kg	44kg	44kg
Beinbeuger liegend	40kg	24kg	24kg	28kg	28kg	32kg	32kg
Beinstrecker sitzend	50kg	30kg	30kg	35kg	35kg	40kg	40kg
Hip Thrusts mit Langhantel	60kg	36kg	36kg	42kg	42kg	48kg	48kg

In dem Mesozyklus sind überwiegend Übungen an der Maschine zu finden. Da es sich bei dem Probanden um jemanden handelt, der im Krafttraining noch nicht sonderlich viel Erfahrungen sammeln konnte ist das vom Vorteil, da bei Übungen an Geräten eine geringe Übungsvarianz ermöglicht wird. Durch geführte Bewegungen sinkt die Wahrscheinlichkeit für eine falsche Ausführung, somit wird die Verletzungsgefahr minimiert und die Muskeln können besser isoliert trainiert werden. Die Technik ist einfach zu erlernen, sodass auch bei Trainingsanfängern schnelle Erfolge sichtbar sind.

Um mehr Variationen in den Trainingsplan zu bringen sind trotzdem auch Übungen mit freien Gewichten oder am Seilzug integriert. Diese bringen den Vorteil mit sich, dass die Muskeln eben nicht isoliert arbeiten und dadurch grundsätzlich mehr Muskelmasse beansprucht wird, sodass auch die metabolischen Effekte im Vergleich zum geführten Maschinentraining höher sind (Haff, 2000). Außerdem stellt sich das Training mit freien Gewichten im Bezug auf die Steigerung der Kraftfähigkeit ebenfalls als effektiver heraus (Stone, Collins, Plisk, Haff & Stone, 2000). Durch die Komplexität muss der Proband intensiver auf eine kontrollierte Ausführung achten, um sich auch hier vor der Verletzungsgefahr zu schützen.

Der Mesozyklusplan beinhaltet eine Kombination aus verschiedenen Übungsvarianten die den ganzen Körper trainieren. Das Ganzkörpertraining ist vorallem zum Einstieg in das Krafttraining geeignet, da der Student zuvor noch nie nach einem strukturierten Trainingsplan trainiert hat (Kempf et al., 2014, S.46).

4.2 Begründung der Übungsauswahl

Die Übung Trizepsdrücken am Kabelzug wurde ausgewählt, um effektiv den Trizeps (M. triceps brachii) zu trainieren. Vorallem für den lateralen (M. triceps brachii caput laterale) und den medialen Kopf (M. triceps brachii caput mediale) ist diese Übung geeignet. Der Muskel ist sehr entscheident zur Stabilisierung des Schultergelenks und des Ellbogens. Auf das Trizepsdrücken folgen Bizepscurls mit Kurzhanteln. Hier wird der lange (M. biceps brachii caput longum) und der kurze Kopf (M. biceps brachii caput breve) des Bizeps, sowie der Armbeuger (M. brachialis) beansprucht und ist durch die einfach zu erlernende Übungsausführung auch für Anfänger geeignet.

Die Brustpresse sitzend trainiert vorallem den großen (M. pectoralis major) und den kleinen Brustmuskel (M. pectoralis minor), sowie den Deltamuskel (M. deltoideus pars clavicularis). Eine ausgeprägte Brustmuskulatur ist vorallem wichtig, um die Körperhaltung zu verbessern. Vorallem als Student führt der Proband hauptsächlich eine sitzende Tätigkeit aus, sodass ihm das zugute kommt. Aufgrund der geführten Bewegung ist sie ebenfalls sehr anfängerfreundlich.

Es folgt der Reverse Butterfly, der die Muskeln des oberen Rücken beansprucht (M. latissimus dorsi, M. teres major, M. trapezius pars transversa, Mm. rhomboidei, M. deltoideus pars spinata) und effektiv die Rückenmuskulatur stärkt.

Der Latzug ist wohl die beste Übung für den Latissimus (M. latissimus dorsi) und ist durch eine etwas komplexere Bewegung gekennzeichnet, die aber durch Übung aber auch von Anfängern ausgeführt werden kann.

Die Beinpresse wurde ausgewählt, um die komplette Beinmuskulatur zu trainieren. Auch diese Maschine ist perfekt geeignet für Beginner und zielt auf den Wunsch des Probanden ab, den Umfang der Oberschenkelmuskulatur zu steigern.

Der Beinbeuger liegend beansprucht alle Beinbeugermuskeln (M. semimembranosus, M. biceps femoris, M. semitendinosus) und ist ebenfalls auf das Motiv des Probanden abgestimmt.

Genau das Gleiche gilt auch für den Beinstrecker sitzend, bei dem vorallem der vordere Oberschenkelmuskel (M. quadriceps femoris) aber auch die Rumpfmuskulatur beansprucht werden. Diese Übung ist zusätzlich wichtig zur Stabilisation des Kniegelenks und wird wie die anderen Beinübungen an der Maschine ausgeführt um schnell Erfolge zu sehen.

Das Training wird mit einer anspruchsvolleren Übung, den Hip Thrusts mit Langhantel, abgeschlossen. Hauptsächlich ist diese Übung für das Gesäß (gluteus maximus) und die hintere Oberschenkelmuskulatur gedacht, trainiert aber gleichzeitig auch die vordere Oberschenkelmuskulatur und die Rückenstrecker (M. erector spinae) im unteren Abschnitt der Wirbelsäule ohne die Knie zu stark zu belasten.

5   Teilaufgabe 5 – Literaturrecherche

In den beiden nachfolgenden Tabellen sind zwei Studien zu dem Thema Effekte des Krafttrainings bei Diabetes mellitus Typ-2 enthalten.

Tab. 8: Erste Studie zur Literaturrecherche (Sigal et al., 2007, S.357-369)

Titel	Effects of Aerobic Training, Resistance Training, or Both on Glycemic Control in Type 2 Diabetes. A Randomized Trial.
Quellenverweis	Sigal et al, 2007, S.357-369
Durchgeführt von	Ronald J. Sigal, Glen p. Kenny, Normand G. Boulé, George A. Wells, Denis Prud'homme, Michelle Fortier, Robert D. Reid, Heather Tulloch, Douglas Coyle, Penny Phillips, Alison Jennings, James Jaffey
Forschungsinhalt	Auswirkungen von Aeroben Training allein, Krafttraining allein und kombiniertem Übungstraining auf Hämoglobin-A1c Werte bei Patienten
Versuchspersonen	-251 Erwachsene im Alter von 39 bis 70 Jahren mit Diabetes Typ-2 -Negatives Ergebnis eines Stresstests oder Clearance eines Kardiologen erforderlich -Einhaltung der Übung der vierwöchigen Einlaufphase
Versuchsablauf	-Sechs Monate Laufzeit -Drei Mal wöchentlich Training + Steigerung der Intensität -Drei Trainingsgruppen: 1. Aerobes Training -> Training auf Laufbändern und Fahrradergometern 2. Krafttraining -> Sieben Übungen pro Einheit, 2-3 Sätze, 7-9 Wiederholungen 3. Kombiniertes Training -> Gesamtes Training der aeroben Trainingsgruppe sowie auch der Krafttrainingsgruppe -Variabilität in Ernährung soll bei allen verringert werden, Diät wurde empfolen -Keine blutsenkenden, lipidverändernde oder Glucose senkende Medikamente, außer es ist notwendig
Ergebnisse	Veränderung des A1C-Wertes zwischen Startwert und Endwert nach sechs Monaten Laufzeit: -Kombinationstraining führt zu einer A1C Veränderung von 0,46 Prozentpunkten im Vergleich zu aeroben Training und 0,59 Prozentpunkte im Vergleich zu dem Krafttraining -Blutdruck- und Lipidwertänderungen sind bei den Gruppen nicht ausschlaggebend unterschiedlich
Schlussfolgerungen	Aerobes Training oder Krafttraining alleine verbessert die glykämische Kontrolle bei Diabetes mellitus Typ-2, aber um die größten Veränderungen festzustellen muss aerobes Training und Krafttraining kombiniert werden.

Tab. 9: Zweite Studie zur Literaturrecherche (Dunstan et al., 2002, S. 1729-1736)

Titel	High-Intensity Resistance Training improves Glycemic Control in older Patients with Type 2 Diabetes.
Quellenverweis	Dunstan et al, 2002, S. 1729-1736
Durchgeführt von	David W. Dunstan, Robin M. Daly, Neville Owen, Damien Jolley, Maximilian de Courten, Jonathan Shaw, Paul Zimmet
Forschungsinhalt	Wirkung von hochintensivem progressivem Krafttraining in Kombination mit moderatem Gewichtsverlust auf die Blutkontrolle und Körperzusammensetzung bei älteren Patienten mit Diabetes mellitus Typ-2
Versuchspersonen	-Übergewichtige Männer und Frauen zwischen 60 und 80 Jahren mit Diabetes mellitus Typ-2 -Überwiegend sitzende Tätigkeiten
Versuchsablauf	-Progressives Krafttraining mit hoher Intensität -Moderate Gewichtsabnahme -Labormessungen nach jeweils 0, 3 und 6 Monaten
Ergebnisse	Verbesserung der Blutzuckerkontrolle, Muskelkraft und fettfreier Körpermasse
Schlussfolgerungen	Progressives Krafttraining mit hoher Intensität plus eine moderate Gewichtsabnahme ist eine effektive Methode für ältere Patienten mit Diabetes mellitus Typ-2 um die oben genannten Ergebnisse zu erzielen.

6   Literaturverzeichnis

Borg, G. (1998). *Borg's perceived exertion and pain scales.* Champaign, III: Human kinetics.

Dunstan D.W., Daly R. M., Owen N., Jolley D., De Courten M., Shawn J., Zimmet P. High-Intensity Resistance Training improves Glycemic Control in older Patients with Type 2 Diabetes. *Diabetes Care.* 2002; S.1729-1736.

Eifler, C. (2000). *Krafttraining nach der ILB-Methode* – Eine empirische Überprüfung der Trainingseffekte bei Anfängern und Fortgeschrittenen. Diplomarbeit. Universität des Saarlandes, Saarbrücken.

Eifler, C. (2013). *Empirische Überprüfung der Effekte verschiedener Ansätze zur Intensitätssteuerung im fitnessorientierten Krafttraining.* Dissertation. Universität des Saarlandes, Saarbrücken.

Friedmann, B. (2007). Neuere Entwicklungen im Krafttraining. Muskuläre Anpassungsreaktionen bei verschiedenen Krafttrainingsmethoden. *Deutsche Zeitschrift für Sportmedizin,* 58 (1), 12–18.

Güllich, A. & Schmidtbleicher, D. (1999). Struktur der Kraftfähigkeiten und ihrer Trainingsmethoden. *Deutsche Zeitschrift für Sportmedizin,* 50 (7/8), 223–234.

Haff, G. G. (2000). Roundtable discussion: machines versus free weights. *Strength and Conditioning Journal,* 22 (6), 18–30.

Harre, Dietrich. (2008). Methoden des Maximalkrafttrainings. In G. Schnabel, H. D. Harre & J. Krug (Hrsg.), *Trainingslehre - Trainingswissenschaft: Leistung - Training – Wettkampf* (S.324-329). Aachen: Meyer und Meyer Verlag.

Kempf, H.-D., Streicher, H. & Fröhlich, M. (2014). Methodisch Didaktische Überlegungen beim Einsatz von Trainingsgeräten. In H.-D. Kempf (Hrsg.), *Funktionelles Training mit Hand- und Kleingeräten* (S.41-54) Berlin, Heidelberg: Springer Verlag.

Mac Dougall, J.D. (1994). Hypertrophie und/oder Hyperplasie. In P. V. Komi (Hrsg.), *Kraft und Schnellkraft im* Sport (S.232-239). Köln: Deutscher Ärzte Verlag.

Martin, D., Carl, K. & Lehnertz, K. (1993). *Handbuch Trainingslehre* (2. Aufl.). Schorndorf: Hofmann.

Pauls, J. (2011). *Das große Buch vom Krafttraining.* München: Copress Verlag.

Peterson, M. D., Rhea, M. R. & Alvar, B. A. (2004). Maximizing strength development in athletes: a meta-analysis to determine the dose-response relationship. *Journal of Strength and Conditioning Research,* 18 (2), 377–382.

Sigal, J. R., Glen, P. G., Boulé, G. N., Wells, A. G., Prud'homme, D., Fortler, M., et al (2007). Effects of Aerobic Training, Resistance Training, or Both on Glycemic Control in Type 2 Diabetes. A Randomized Trial. *Annals of Internal Medicine,* 147 (6), S. 357-369.

Stone, M. H., Collins, D., Plisk, S., Haff, G. G. & Stone, M. E. (2000). Training principles: evaluation of modes and methods of resistance training. *Strength and Conditioning Journal,* 22 (3), 65–76.

Willimczik, K., Daugs, R. & Olivier, N. (1991). Belastung und Beanspruchung als Einflussgrößen der Sportmotorik. In N. Olivier & R. Daugs (Hrsg.), *Sportliche Bewegung und Motorik unter Belastung* (S. 6–28). Clausthal-Zellerfeld: DVS.

Wirth, K., Aatzor, K. R. & Schmidtbleicher, D. (2007). Veränderungen der Muskelmasse in Abhängigkeit von Trainingshäufigkeit und Leistungsniveau. *Deutsche Zeitschrift für Sportmedizin,* 58 (6), 178–183.

Zimmer, M. (1999*). Entwicklung und Erprobung eines Mehrwiederholungstests zur Erfassung der Kraftleistung im Fitneß-Training.* Unveröffentlichte Diplomarbeit. Universität des Saarlandes, Saarbrücken.

7   Tabellenverzeichnis

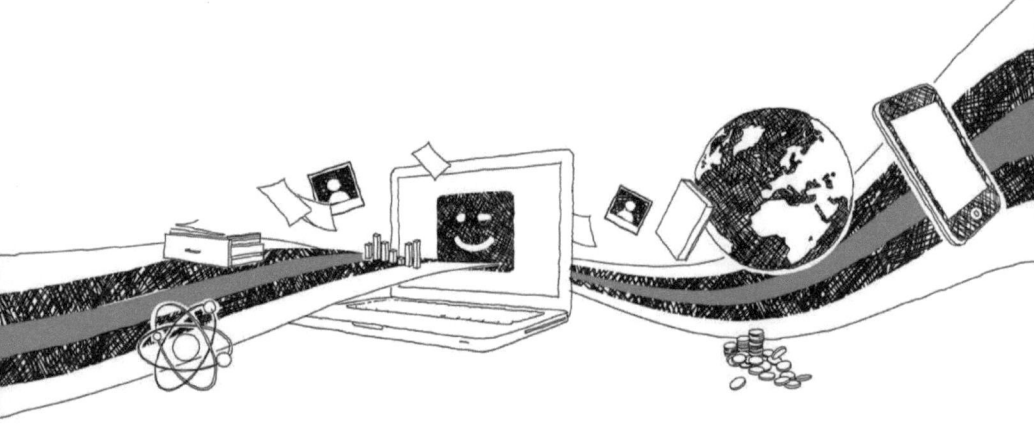
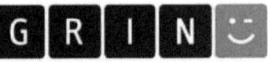